LA VÉRITÉ
MISE EN ÉVIDENCE,
OU

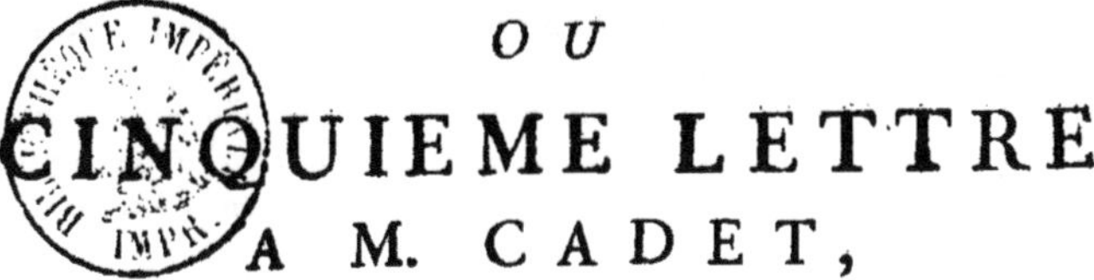

CINQUIEME LETTRE
A M. CADET,

Et à ses Confreres MM. LABORIE & PARMENTIER, *Apothicaires de Paris, &c.*

Avec une Réponse à l'Ouvrage que viennent de publier *M. Hallé*, & la Société Royale de Médecine de Paris. 1785.

Par M. JANIN,

Écuyer, Seigneur de Combe-Blanche, Médecin-oculiste de S. A. S. Mgr. le feu Duc de Modene, & son Pensionnaire: Professeur honoraire de l'Université de Modene; Membre du College Royal de Chirurgie de Lyon; des Académies de Rome, de Turin, de Villefranche & de Dijon; des Sociétés Royales de Montpellier & de Médecine de Paris.

Sur un prétendu foie de soufre volatil, qu'on a dit exister dans les matieres excrémentielles en 1783.

Le temps porte son flambeau dans l'obscurité la plus ténébreuse, & l'on apperçoit l'imposture.
Traité de l'exp. de M. Zimmermann. T. 1, p. 248.

IL faut convenir, Messieurs, que si votre imagination est fertile, en revanche votre mémoire est bien infidelle. En effet, en 1778, vous avez annoncé au monde savant, que vous aviez découvert que les latrines étoient des magasins *de soufre minéral intact*: (1) mais malheureusement pour vous, l'Académie ayant vérifié ce fait, elle n'y en a point trouvé. (2) Honteux d'une telle méprise, vous avez voulu distraire le

---

(1) Observ. sur les fosses d'aisance, *pag.* 25.
(2) Rapport de l'Académie, 8 Juillet 1778, *pag.* 88.

public, en changeant de système : ce plan ainsi concerté & alambiqué dans votre conciliabule, vous le mîtes au jour en 1782 ; & cela, pour attaquer ma découverte antiméphitique ; c'est alors seulement que vous avez prétendu que les fosses d'aisance sont des mines *de foie de soufre.* (1) Cette seconde supposition, en détruisant la premiere, annonçoit le peu de solidité de vos principes, & combien vos assertions sont contradictoires ; mais vous n'y fites pas attention : profondément occupés à dresser des batteries contre moi, vous n'eûtes pas le temps de vous appercevoir de vos inconséquences : mais l'Académie, qui veille si bien au maintien de l'ordre physique, renversa votre seconde idée hypothétique, & en démontra le faux, par un nombre d'expériences décisives : (2) & ces expériences ont été confirmées par celles qu'a faites la Société de Médecine, *à la fosse du quai pelletier & à celle de l'hôtel de la grenade.* (3) Malgré tant d'échecs, vous ne vous êtes pas déconcertés, pas même par la publication de mes Lettres justificatives : vous vous déconcertez si peu, que dans une situation aussi critique, vous avez enfanté en 1783, toujours pour me combattre, vous avez enfanté, dis-je, *du foie de soufre volatil putride.* (4) Et ce qu'il y a de très singulier, c'est que, cette production est aussi contre nature que les précédentes : elle est, selon les expressions d'HORACE : *Mentis gratissimus error. L.* II, *ep.* 2, *v.* 140. Telle est, Messieurs, la triste situation de ceux qui n'ont que leur imagination pour guide ; des têtes ainsi organisées, sont comme les forges de Vulcain ; elles ne fabriquent que des armes offensives, & ces armes sont de si mauvais aloi, qu'elles sont marquées au coin des idées fugitives & incohérentes. Jugez donc de leur valeur, & si des traits d'une si mauvaise trempe, peuvent résister à l'épreuve d'un examen sérieux. Voyons, Messieurs, si les traits que vous avez forgés en 1783, y résisteront mieux ; car votre idée *du foie de soufre volatil* que vous avez prétendu exister dans *les matieres excrémentielles*, n'a été imaginé, qu'afin d'avoir un prétexte pour vous approprier, tout à votre aise, ma découverte antiméphitique. Quelle délicatesse ! mais *ce foie de soufre volatil* putride existe-t-il ? Il ne s'agit pas d'affirmer qu'il existe, il faut le prouver. Ignorez-vous qu'une suppof-

(1) Journal Encyclopédique, premier Juin 1782.

(2) Rapport de l'Académie. *Ibid.* Voyez ce que j'en ai dit dans ma quatrieme Lettre à *M. Cadet.*

(3) Ces expériences sont consignées dans le fameux *détail* des Commissaires de l'Académie & de la Société de Médecine de Paris, 1782 ; je les ai rapportées dans ma quatrieme Lettre à *M. Cadet.*

(4) Voyez les observations & réflexions insérées dans le Recueil des pieces concernant l'exhumation faite à Dunkerque en 1783 & 1784. *Imprimerie de Monsieur.*

tion n'est pas une démonstration ? Ignorez-vous qu'on n'admet en physique que des faits évidents ? & ils ne sont évidents que lorsqu'ils ont été vérifiés & constatés par une suite d'expériences. Or, l'expérience est contre vous, & que pouvez-vous opposer à l'expérience ? que pouvez-vous opposer à vos propres écrits ? Il suffit d'y fouiller, pour vous mettre sans cesse en contradiction avec vous-mêmes. Jugez du bel effet que cela produit pour votre honneur & gloire ; c'est donc par vos écrits qu'il faut démontrer que votre foie de soufre volatil putride n'est qu'une chimere ; (1) ouvrons d'abord votre *Recueil des Pieces concernant l'exhumation faite à Dunkerque en 1783*, où vous avez inséré, par un excès d'attention, le pour & le contre.

Le vinaigre, assurez-vous, *est un moyen* EFFICACE ; *mais il peut devenir très dangereux. Ibid. p.* 66. Et comment cela, s'il vous plaît ? parce qu'*autant cet acide* EST PRÉCIEUX POUR EXHUMER DES CADAVRES, *autant il est dangereux dans d'autres cas. Employé comme agent chymique, & ajouté, par exemple, à des substances excrémentielles, qui toutes contiennent plus ou moins* DU FOIE DE SOUFRE VOLATIL, *il décompose ce produit, décomposition de laquelle résulte le dégagement* DU GAZ HÉPATIQUE, *souverainement dangereux & mortel.* Ibid. p. 67.

Oh ! combien l'homme est inconstant, divers ;
Foible, léger, tenant mal sa parole. *LA FONTAINE.*

En effet, vous faites l'apologie du vinaigre, & cela avec connoissance de cause, puisque par son moyen vous avez *exhumé à Dunkerque* 1602 *cadavres, sans compter les enfants* ; & dans le même écrit où vous publiez un aussi grand succès, vous prétendez que *cet acide est souverainement dangereux & mortel, lorsqu'on le verse sur les matieres excrémentielles.* Mais avez-vous fait attention, MM. à cette accusation ? Non : je m'en apperçois. Vous y avez si peu réfléchi, que je n'ai besoin que de vos écrits pour confondre cette calomnie. Venons à la preuve. En 1778, vous avez distingué les latrines *en bonnes & en mauvaises. Les bonnes sont celles dont l'homogénéité des matieres ne contient point de corps étrangers.* (2)

(1) Il ne faut pas être étonné si les rédacteurs du *Mercure de France* ont fait dans le n°. XI, du 12 Mars 1785, l'aveu sincere que voici :

Ceux de nos Lecteurs, disent-ils, *qui pourroient être surpris du ton de défiance qui regne dans la plupart des articles de cette feuille, nous en sauroient gré, s'ils étoient à même de se convaincre, comme nous,* DE LA FAUSSETÉ *des trois quarts des choses qu'on imprime*, pag. 78 : quel avis au Lecteur !

(2) *Observations sur les fosses d'aisance*, pag. 16. Vous ajoutez que *les platras & les haillons* augmentent l'intensité du *Méphitisme*, lorsqu'ils sont mêlés avec les cadavres & les excréments ; & quel est le tombeau où ces diverses substances ne sont pas réunies ? Il n'est donc pas étonnant

Les mauvaises sont celles qui contiennent des débris anatomiques, &c. *Ibid. p.* 15. Il résulte de votre exposé, que les cadavres contenus dans les fosses d'aisance augmentent l'intensité du méphitisme & le danger : tandis que les latrines dont les matieres sont homogenes, sont beaucoup moins dangereuses. (1) Donc l'exhumation qu'on a faite à Lyon, au couvent de Saint-Benoît, & celle de Dunkerque, auroient causé des malheurs, si on n'y avoit pas employé du vinaigre ; mais graces à la vertu antiseptique de cet acide, on a fait ces deux exhumations sans accident : aussi vous n'avez pu disconvenir que *le vinaigre a la vertu la plus décidée contre les terribles effets que les vapeurs méphitiques produisent dans l'économie animale* ; & vous en êtes si persuadés, que vous déclarez que *M. Cadet a lu à l'Académie Royale des Sciences, un Mémoire dont l'objet étoit de constater l'effet prodigieux du vinaigre en pareilles circonstances.* (2) Donc d'après votre aveu, j'ai fait une belle découverte. Pouvez-vous en douter, vous qui l'avez mise aux plus rudes épreuves, en exhumant 1602 cadavres en pleine putréfaction, sans compter les enfants ? Quelle hydre plus redoutable pouvoit-on lui opposer ? Cette hydre étoit si formidable, que M. *Hecquet* déclare qu'*ayant fait jeter dans un caveau, à deux reprises* DES TISONS ENFLAMMÉS, *ils s'éteignirent aussitôt.* (3) Quelle marque plus évidente du danger ? & ce danger étoit si grand, que vous convenez que l'*Eglise Paroissiale de Dunkerque existe depuis* 1452, *& qu'on n'a cessé d'y enterrer qu'en* 1777. On y a donc enseveli pendant l'espace de 325 ans : jugez de là quelle est l'immensité des cadavres qu'on y a inhumés ; sur-tout *n'y ayant qu'une seule paroisse* dans une ville telle que Dunkerque. Or tous ces cadavres avoient leurs entrailles farcies d'excréments : conséquemment les cercueils, les ossements, les corps entiers ou en lambeaux, ainsi que la terre, en étoient si pénétrés, que de ce mêlange hétérogene résultoit une masse énorme, qui avoit acquis par le laps du temps, la plus insigne putridité : le méphitisme étoit à un tel degré, que *des tisons enflammés y furent éteints sur le champ*, & vous savez, MM. que *là où la lumiere s'éteint, la vie est en*

---

que tant de *causes étrangeres rendent plus dangereuses les fosses*, & en augmentent le *Méphitisme* ; telle est votre Déclaration.

(1) A vous entendre, Messieurs, le vinaigre rendroit mauvaises les latrines les moins dangereuses : tandis que celles qui seroient funestes, cet acide les rendroit bénignes & sans danger. C'est comme si vous aviez dit, *M. Janin* a trouvé un agent avec lequel il éteint dans l'instant le plus grand incendie : mais ce même agent métamorphose une étincelle en un volcan destructeur. Vous jugez bien qu'une idée aussi absurde feroit rire l'homme le plus mélancolique : jugez de là combien le public se moque de vos singulieres prétentions.

(2) Pag. 66, du *Recueil* déja cité.

(3) *Ibid.* pag. 49.

danger : c'est ainsi que vous l'avez publié dans votre Journal de Paris, 10 juin 1784. Donc sans ma découverte cette exhumation auroit causé la mort & la désolation. Vous auriez dû au moins me savoir gré d'un tel succès : mais bien loin de là, vous m'accusez de décomposer un certain *foie de soufre volatil ;* & vous m'en accusez, malgré que M. *Hecquet* n'ait point cessé *de faire de temps en temps de fortes aspersions* DE VINAIGRE *mêlé avec de l'eau* sur les excréments & sur les cadavres. (1) Pourquoi donc *le gaz hépatique* ne s'est-il pas *dégagé* ? parce que votre *foie de soufre volatil* putride est un être de raison que vous n'avez imaginé que pour retarder les progrès rapides que faisoit ma découverte antiméphitique : car, quelle fosse d'aisance peut être comparée à l'amas prodigieux d'excréments, & des cadavres qu'on avoit accumulés & entassés dans le souterrain de l'Eglise Paroissiale de Dunkerque, & cela pendant 325 ans ? Voilà donc l'expérience la plus décisive & la plus convaincante qu'on ait faite ni qu'on fera jamais, pour démontrer sans replique, la certitude & l'infaillibilité de ma découverte. Je n'ai donc besoin que de cette seule expérience, pour anéantir tout ce que vous avez dit & écrit contre ma méthode. Vous-mêmes l'avez adoptée pour faire l'exhumation de Dunkerque. Vous-mêmes avez publié un aussi étonnant succès : enfin, c'est vous qui m'avez mis à la main la palme de la victoire ; aussi je m'en sers pour démontrer invinciblement, que si les matieres excrémentielles eussent contenu du foie de soufre volatil, ainsi que vous l'avez prétendu, le vinaigre qu'on a versé en abondance lors de cette exhumation, l'auroit décomposé ; d'où auroit résulté *le dégagement du gaz hépatique, qui étant souverainement dangereux & mortel*, auroit non seulement fait périr M. *Hecquet* & les ouvriers, mais encore tous les habitans de Dunkerque : tandis que vous affirmez que *cette grande exhumation a été faite sans danger*, graces à l'emploi qu'on a fait du vinaigre. Comment se peut-il donc faire que vous attestiez & que vous niiez en même temps les prodigieux succès de cet acide ? Accordez-vous donc, MM. avec vous-mêmes ; le fait dépose en ma faveur, & renverse tout l'attirail de guerre que vous aviez élevé contre ma découverte. En un mot, c'est vous qui me fournissez les armes victorieuses avec lesquelles j'anéantis toutes vos accusations ? C'est donc injustement que vous m'avez élevé tant & tant de difficultés ? Elles sont d'autant plus injustes, que vous aviez la conviction intime que les latrines n'ont jamais produit *du foie de soufre volatil :* si bien que vous l'avez vérifié & constaté par un bon nombre d'expériences décisives, & notamment par l'exhumation faite à Dunkerque. Donc lorsque vous

(1) Voyez le Journal de cette grande exhumation ; il fait partie du *Recueil*, pag. 32.

avez soutenu que *les matieres excrémentielles contiennent du foie de soufre volatil*, vous avez affirmé contre la vérité ? Cependant, *les vérités physiques*, dit l'illustre M. de Buffon, *ne sont nullement arbitraires ; au lieu d'être fondées sur des suppositions, elles ne sont appuyées que sur des faits.* (1) C'est donc aux faits qu'il faut s'en rapporter ; *l'imagination nous égare, la nature seule peut nous conduire.* Tel est le témoignage qu'en rend la très-célebre Madame *la Présidente d'Arconville.* (2) C'est donc l'imagination qui porte atteinte aux progrès des sciences ? Il ne faut donc pas être étonné, si elles marchent si lentement vers leur perfection. Et peut-on avancer, lorsqu'on est arrêté à chaque pas ? *combien de vérités précieuses ne possédons-nous pas*, dit M. Touvenel, *qui ont été traitées de chimeres, & dont les auteurs ont été pour le moins* CALOMNIÉS *ou persécutés* ? (3) Cela arrive tous les jours ; & c'est alors qu'il faut combattre pour défendre la vérité qu'on a eu le bonheur de trouver. C'est alors qu'il faut sacrifier repos, santé, fortune. Heureux celui qui peut l'obtenir, & en jouir de son vivant. Tel a été & sera le sort de ceux qui auront le courage de se dévouer à l'utilité publique. Quelle perspective ! *L'on diroit*, dit l'éloquent M. Thomas, *que la vérité est étrangere aux hommes, & qu'un génie malfaisant est chargé de la proscrire dès qu'elle ose paroître.* Malheureusement cette persécution a eu lieu depuis l'origine des siecles ; aussi l'Académie, indignée de tant de rivalités, demande *pourquoi il s'éleve des jalousies qui n'ont d'autre effet que d'arrêter ou au moins de retarder les progrès des sciences ?* (4) Si j'osois répondre à cette question, je dirois qu'il en sera ainsi, tant que l'homme injuste, sur-tout lorsqu'il sera convaincu d'injustice, vivra dans l'impunité ; car quel nom donner à celui qui de sang-froid, & par une réflexion bien méditée, empêche le bonheur de la Patrie ? Jusques ici les loix ont été muettes sur une pareille entreprise. Toutes ces réflexions me conduiroient bien loin. Mais je reviens à vous, MM. *Cadet*, *Laborie* & *Parmentier*, & je vous prie de me dire si vous êtes satisfaits d'avoir mis obstacle aux progrès que faisoit ma découverte antiméphitique ? si après avoir tout fait pour l'éclipser, vous pouvez en conscience vous emparer du fruit de mes veilles & de mes travaux ? Toutes ces questions vous importunent, eh bien ! revenons à votre *foie de soufre volatil* imaginaire ; cette discussion vous sera plus agréable, car :

> Chacun tourne en réalités,
> Autant qu'il peut, ses propres songes ;
> L'homme est de glace aux vérités,
> Il est de feu pour les mensonges. *La Fontaine.*

(1) Histoire Natur. *Tom.* I.
(2) Essai sur la putréfaction *p.* 174.
(3) Pr. Mém. Phys. Méd. *p.* 4.
(4) Hist. de l'Académie, 1739.

Vous croyez peut-être, MM. que je n'ai à vous opposer que l'exhumation de Dunkerque pour anéantir votre prétention? Dans ce cas, vous seriez doublement dans l'erreur. J'ai à vous rappeller la multitude des faits que j'ai rassemblés dans ma 4me. Lettre à M. *Cadet*, par lesquels j'ai prouvé & démontré en rigueur, qu'il n'existe point *de foie de soufre* dans les latrines : mais comme ce qui intéresse la pauvre humanité, exige d'être bien approfondi & bien discuté, il résulte qu'on ne sauroit assez rassembler de preuves; sur-tout quand il s'agit de dissiper jusqu'aux moindres nuages qu'on a élevés pour cacher la vérité.

Or toutes les observations se réunissent, pour démontrer qu'il n'a jamais existé *de foie de soufre volatil dans les matieres excrémentielles.* Ces observations sont consignées, MM. dans vos écrits; dans ceux de l'Académie; de la Société de Médecine; & dans les Ouvrages des Chymistes les plus célebres. Nous trouverons des preuves de cette vérité jusques dans l'histoire. Les monuments de la plus haute antiquité déposent en ma faveur : je puis y joindre des procès-verbaux bien authentiques. Mais afin de mettre de l'ordre dans cet écrit, commençons par rappeller ici les principes de chymie qui ont rapport à l'objet de notre discussion. Il est de fait, & vos écrits l'attestent, que *le foie de soufre volatil est le plus grand dissolvant de l'or & des autres métaux; qu'il dissout encore plus facilement le charbon végétal, les végétaux, & les matieres animales :* témoin ce qu'en ont dit l'Académie, (1) & MM. *Stahl*, *Cramer*, *Macquer*, *Spielmann*, *Carthuser*, *Pott*, *Beaumé*, *de Fourcroy*, *Fougeroux*, *Lavoisier*, *de Milly*, & autres Chymistes. Cela posé; examinons 1°. si l'or & les autres métaux environnés de matieres excrémentielles, ont été dissouts, & si le charbon & les végétaux ont éprouvé les atteintes du prétendu foie de soufre volatil. 2°. Si les corps des hommes & des animaux qu'on a trouvés dans les latrines, ont été mis en dissolution par ce foie de soufre. *Divisum sic breve fiet opus.* Mart. *Ep.* 83.

L'or & les autres métaux, le charbon & les végétaux, peuvent-ils être détruits par les matieres excrémentielles?

Je soutiens la négative, avec une telle sécurité, que vos écrits, MM. déposent pour moi, & attestent contre vous; je n'ai besoin pour le prouver, que d'ouvrir le *Supplément* de votre *Recueil des Pieces concernant l'exhumation faite à Dunkerque.* J'y trouve, p. 18. cinq preuves qui vont faire connoître combien peu on doit faire attention à vos assertions imaginaires. Or écoutez votre propre déposition.

(1) Rapport de l'Académie, 8 Juillet 1778, *pag.* 101.

Il s'est trouvé dans un caveau fermé depuis 1637, trois cercueils dans lesquels étoient des squelettes parfaitement desséchés, sur l'un desquels étoient posées trois couronnes de papier DORÉ, *entourées de* FEUILLES DE LAURIER, DONT LA COULEUR ET L'ODEUR *étoient dans leur état naturel au bout de 157 ans. Le couvercle d'un cercueil déposé dans le même caveau, étoit artistement sculpté; & représentoit le squelette d'un jeune homme, entre les jambes duquel il se trouvoit également sculpté un chien*, LE TOUT PARFAITEMENT DORÉ, SANS AVOIR SOUFFERT LA MOINDRE ALTÉRATION.

N'oubliez pas, je vous prie, Messieurs, que les feuilles d'or n'avoient pas souffert *la moindre altération*, malgré le laps de 157 ans : & que *les feuilles de laurier avoient conservé leur couleur & leur odeur.* Donc, les matieres excrémentielles, ni les substances animales putrides, ne contiennent point de foie de soufre volatil. Quelles preuves plus fortes que celles-là ? *Les faits doivent seuls mériter notre attention*, dit M. de Bermont, *& un Physicien judicieux ne s'aventure pas au-delà.* Il faut donc se borner aux faits : en conséquence parcourons l'Histoire, nous y verrons que les anciens Américains plaçoient dans les tombeaux de l'or, que les Espagnols y ont trouvé long-temps après. Les Juifs enterroient aussi des trésors avec leurs morts. Les Perses, les Macédoniens & les Romains étoient dans cet usage, au rapport de *Plutarque*, de *Strabon* & de *Virgile.* Auroit-on trouvé cet or & cet argent, si les matieres putrides eussent contenu du foie de soufre volatil ? non; car ces métaux auroient été dissouts, & si bien dissouts, qu'on n'en auroit pas trouvé le moindre fragment, ni le moindre vestige.

Mais sans remonter à un temps si ancien, voyons le procès-verbal fait en 1699, lors de la démolition de l'ancien Autel de Notre-Dame de Paris; on y lit : qu'on trouva dans plusieurs tombeaux des Evêques de la Capitale : 1°. cinq anneaux d'or très-bien conservés; 2°. trois crosses de cuivre sans altération; 3°. plusieurs morceaux de chasubles brochés en or; 4°. du charbon & de l'encens; 5°. un cercueil & un coffre de plomb. Cependant, les anneaux d'or, la dorure des chasubles, les crosses de cuivre & les cercueils en plomb, (1) étoient dans ces tombeaux depuis plus de trois siecles, ce qui est prouvé par les inscriptions qu'on y a trouvées, & dont quelques-unes étoient *sur des lames de cuivre, bien conservées.* Quant au charbon & à l'encens, ils y étoient renfermés depuis 509 ans; & malgré cette suite d'années, ni les végétaux, ni les minéraux, n'avoient point souffert la moindre altération; donc, les matieres excré-

(1) Descrip. de Paris, *tom.* 1, *pag.* 333 *& suiv.*

mentielles, ni les substances animales en putréfaction, ne contiennent point de foie de soufre volatil.

Venons à d'autres preuves. M. *Gardane* convient, & vous en convenez aussi, que le pavé des grandes Villes renferme des mofettes, qui asphyxient souvent les paveurs : (1) & cette mofette provient de la grande quantité d'excréments des hommes & des animaux, qui filtrent entre les joints du pavé, & en pénetrent la terre jusqu'à une certaine profondeur : cela est si vrai, que vous affirmez que, *de quelque nature que soit le sol sur lequel le pavé est posé, il masque souvent un méphitisme qui n'attend, pour s'exhaler, que le déplacement du pavé. Nous avons*, ajoutez-vous, *une foule d'exemples qui attestent que*, LE PAVEUR TOMBE EN ASPHYXIE, *en enlevant certains pavés d'où il émane un* GAZ HÉPATIQUE *bien caractérisé*. (2) Mais d'où provient le gaz hépatique? *le gaz hépatique*, répondez-vous, *provient du foie de soufre volatil. Ibid.* p. 67. Je prends acte, MM. de votre déclaration : & je dis que, si le pavé & la terre sur lequel il est fixé, recelent *du foie de soufre volatil*; dans ce cas, les métaux ne peuvent y être enfouis sans s'y dissoudre très-promptement. Pourquoi donc a-t-on trouvé après une suite de siecles, lors des fouilles faites à Stabia, à Rome, à Nîmes, à Lyon, à Vienne en Dauphiné, & dans d'autres Villes, des statues en bronze, des médailles d'or & d'argent, de la monnoie, & des pieces de métal en tout genre bien conservées? Combien n'existe-t-il pas sous le pavé de Paris, des conduits en plomb, qui y sont enterrés depuis des siecles? néanmoins ils n'ont rien perdu de leur volume. Personne n'ignore que l'origine de la Capitale se perd dans les ténebres de l'antiquité. Mais ce que bien de gens ne savent pas, c'est qu'avant 1183, les rues de Paris n'étoient point pavées; & ce qui donna lieu de les paver, fut, que des voitures fort chargées ayant fait des ornieres profondes, il s'en exhala une odeur insupportable : au point que *Philippe-Auguste*, qui étoit alors à une des fenêtres de son palais, en fut si incommodé, qu'il ordonna de paver les rues : (3) &

(1) Catech. sur les Asph. 1782, *pag.* 67.

(2) *Recueil* déja cité, *pag.* 85. Ce n'est pas *le gaz hépatique* qui cause l'asphyxie aux vuidangeurs, aux fossoyeurs, ni aux paveurs; mais seulement l'alkali volatil putride. Je l'ai prouvé dans ma premiere, dans ma deuxieme & dans ma troisieme Lettre à *M. Cadet*, par des faits & de bonnes autorités. Conséquemment, le vinaigre seul peut y remédier, témoin les expériences que j'ai publiées; témoin celles qu'on fait journellement dans toute l'étendue du Royaume & des Pays étrangers, avec un plein succès : car, malgré les cris de mes antagonistes, on a adopté par-tout ma méthode, & ma découverte triomphe en dépit de l'envie. L'exhumation faite à Dunkerque par les moyens que j'ai publiés, met le comble à ma félicité; & en fut-il jamais de plus grande, que de pouvoir coopérer au bonheur de l'humanité!

(3) Description de Paris, *Tom.* 1.

quoique pavées, elles n'en furent pas moins mal-propres; car la premiere Ordonnance de Police pour le balaiement des rues, est de 1666 : qu'on juge par là, de la quantité d'immondices que le sol de Paris recele; & combien il y auroit *de foie de soufre volatil*, si votre assertion, MM. étoit véritable; s'il y en avoit, nul être n'auroit pu, ni ne pourroit exister dans la Capitale, sans y être frappé de mort, & cela dans l'instant : car vous avez déclaré que *le gaz hépatique est souverainement dangereux & mortel*, tandis qu'un million de personnes respirent dans Paris tout à leur aise. Donc votre prétention est aussi romanesque que les idées de *Don Quichotte.*

Je dis plus encore, si le pavé receloit *un gaz hépatique*, dans ce cas les boues devroient contenir beaucoup *de foie de soufre volatil :* or s'il y en avoit, il dissoudroit facilement les graines que l'on confie à la terre, tandis que cet engrais en accelere la germination & en augmente les productions. Les gadoues produisent les mêmes effets : témoin l'usage habituel qu'on en fait dans le Milanois, le Dauphiné, la Provence, le Lyonnois, la Flandres, & les environs de Paris. Donc les matieres excrémentielles ne produisent *point de foie de soufre ;* si elles en produisoient, le fumier des animaux & des hommes, bien loin de fertiliser nos campagnes, détruiroient le germe des plantes, & tout l'univers périroit par la famine la plus affreuse. Mais, grace à la Providence, *rien de ce que vous avez annoncé, MM. n'a eu lieu.*

Direz-vous que, pour que le *foie de soufre volatil* eût pu dissoudre tous ces métaux & ces végétaux, il auroit fallu le concours d'une chaleur suffisante? Vous serez aussi peu fondés à soutenir ce paradoxe, que vous l'avez été à prétendre qu'*il existe dans les matieres excrémentielles du foie de soufre volatil.* Voici un fait mémorable qui va vous mettre dans l'impuissance de rien objecter de solide, & qui va achever de démontrer la chimere de votre *foie de soufre volatil* putride.

Herculanum & *Pompeïa* ont existé 1400 ans avant la fatale époque où ces deux villes ont disparu, au témoignage de *Séneque*, de *Pline le Jeune*, de *Martial*, de *Statius* & de *Dion Cassius ;* & selon *Strabon*, *Denis d'Halicarnasse* & *Florus*, de temps immémorial. Par conséquent, dans l'espace de quatorze siecles, le pavé de ces deux grandes villes qui étoient très florissantes & très peuplées, devoit couvrir une masse énorme de matieres excrémentielles, sans compter la multitude des latrines contenues dans les maisons. Personne n'ignore que Herculanum & Pompeïa furent les victimes d'une éruption du Vésuve, arrivée l'an 79 de l'Ere chrétienne ; (1) elles furent submergées par

(1) Voyez ce qu'en ont dit Pline le Jeune, Plutarque, Suétone Dion Cassius, Eutrope, & autres Auteurs.

une pluie de cendres brûlantes ; & la lave, dont le feu ne peut être comparé, sortant à grands flots du Volcan, se répandit comme un torrent dans la campagne voisine, & pénétra jusques dans plusieurs quartiers de ces deux villes : enfin, elles furent ensevelies au point qu'elles sont actuellement à 80 pieds de profondeur dans la terre. Qu'on juge de là, du temps qu'il a fallu au refroidissement d'une couche de quatre-vingts pieds d'épaisseur, sans compter l'étendue immense qu'elle occupe. Qu'on juge de là, de l'action violente que devoit exercer une telle fournaise dans ces villes infortunées. Qu'on juge si jamais creuset a été mieux couvert, & plus échauffé. Il n'étoit donc pas possible que les vapeurs que l'action du feu élevoit du sol & des latrines eussent pu s'évaporer, elles étoient donc plus que concentrées, plus qu'échauffées ; on peut dire qu'elles étoient dans une très-grande ébullition. Or, si le pavé & la terre qu'il couvroit, eussent contenu, ainsi que les fosses d'aisance, *du foie de soufre volatil*, quel auroit été le sort des statues en bronze, des instruments, des sacrifices, des chandeliers, des lampes, des médailles d'or, d'argent & de bronze ; des colliers, des pendants-d'oreilles, des brasselets, des bagues en or ; des pieces de monnoie, &c. du charbon végétal & des végétaux ; enfin, des substances animales ? Certainement *le foie de soufre volatil* auroit tout dissout, tout anéanti, & cela très-promptement ; tandis qu'on a trouvé 1700 ans après, lors des fouilles, des pieces de métal en tous genres, monuments de la plus haute antiquité, très-bien conservés & très-précieux. On y a trouvé *du pain, un pâté, des fruits, des graines, & les restes d'un gros poisson.* Donc les matieres excrémentielles ne contiennent point de foie de soufre volatil. Eh ! que pourriez-vous opposer à une preuve aussi victorieuse que celle là ? cette preuve est sans replique, ainsi que les précédentes.

Mais, pourrois-je demander à trois grands Chymistes tels que vous, par quel agent le reste de ce gros poisson trouvé bien conservé après 17 siecles, a pu être préservé de la putréfaction ? Devinez, MM., devinez : car voilà encore un fait qui renverse toutes les suppositions que vous avez faites contre ma découverte antiméphitique. Eh bien avez-vous deviné. — *Hélas non, nous ne savons pas deviner.* — Puisque vous n'avez jamais deviné, je veux bien vous sortir de ce petit embarras, en vous apprenant que le reste de ce gros poisson n'a pu se conserver que par la vertu antiseptique du vin ; car il a été cuit dans ce liquide, si bien qu'il en porte encore l'empreinte de la couleur, au témoignage de M. l'*Abbé Richard.* (1). Et lorsque j'ai annoncé dans mon antiméphitique, p. 67, que le vin par sa

---

(1) Voyez sa description de l'Italie, *Tom. IV.*

qualité acide étoit antiseptique, mais à un degré moins éminent que le vinaigre; vous n'avez pas moins publié & fait imprimer: *Rien de ce qu'a annoncé M. Janin n'a eu lieu.* (1)

Or vous comprenez, Messieurs, que la multitude des pieces en bronze, en or, en argent, jusqu'au charbon, aux manuscrits, aux végétaux & aux matieres animales, qu'on a trouvées dans *Herculanum* & *Pompeïa*, monuments qui font l'ornement du *Museum* du Roi de Naples; (2) vous comprenez, dis-je, que toutes ces pieces sont autant de témoins muets, mais bien énergiques, qui déposent & déposeront à jamais contre toutes les accusations dont vous avez voulu m'accabler. C'est par cette multitude de faits bien avérés, bien constatés & bien authentiques, que je fais rentrer dans le néant votre production imaginaire *de foie de soufre volatil* putride; & c'est par eux que je démontre jusqu'à quel égarement se porte l'esprit des hommes, lorsqu'ils quittent le sentier de la vérité. C'est ainsi que vous avez augmenté le nombre des chimeres que le délire de l'esprit humain a enfantées. C'est ainsi que vous avez découvert le mobile qui vous a fait agir avec tant de politesse, avec tant de douceur. Il est évident que vous n'avez mis au jour votre prétendu *foie de soufre volatil* putride, que pour en imposer à ceux qui n'ont point les premiers éléments de la chymie, & les distraire par vos accusations, de leurs véritables intérêts. Eh! quel intérêt ont les hommes qui leur soit plus nécessaire & plus précieux, que de conserver leur santé & de prolonger leur vie? & lorsque je leur annonce que les vapeurs putrides alterent leur physique & abregent leurs jours; lorsque je leur offre généreusement le moyen d'enchaîner les vapeurs infectes & d'en purifier l'air, si nécessaire à leur respiration: alors, pour empêcher le bonheur du genre humain, vous attaquez à outrance ma découverte &

---

(1) Journal Encyclopédique, premier Juin 1782.

(2) Dans le grand nombre de pieces en bronze, trouvées dans *Herculanum*, *Stabia* & *Pompeia*, il y en a quelques-unes, mais en petit nombre, qui ont été endommagées par le feu. Faites attention, Messieurs, que fondre n'est pas dissoudre. L'action du feu fond les métaux; par-là, leur forme premiere est détruite, & le métal une fois refroidi, n'a rien perdu de ses qualités: tandis que la dissolution des métaux causée par le foie de soufre, ou par tout autre corrosif, produit une si grande divisibilité dans toutes les parties constituantes du métal, qu'elles se liquéfient, & à tel point que l'apparence métallique disparoît absolument; & cette liqueur peut s'étendre & s'incorporer dans un liquide quelconque; ou bien une telle dissolution se métamorphose en crystaux, dont la configuration est différente d'un métal à un autre métal, & leur laisse par-là un caractere qui les distingue. Or, la liquidité & la crystallisation sont diamétralement opposées à la forme, à la dureté, & à la pesanteur des métaux. Voilà la différence qu'il y a entre la fonte & la dissolution. Quant à la multitude des monuments antiques, trouvés dans *Herculanum*, *Stabia* & *Pompeïa*, vous en trouverez la description dans les volumes de la grande collection

ma personne, par des suppositions aussi absurdes les unes que les autres : en un mot, vous n'avez pu m'attaquer qu'avec des chimeres ; & c'est avec des armes aussi pitoyables, que vous m'avez entraîné malgré moi dans l'arene. Eh bien, MM. m'y voilà ! En êtes-vous satisfaits : vous devez enfin vous appercevoir de quel côté est la vérité, & pour qui se déclare la victoire. *Comment*, dit M. Touvenel, *les hommes qui font profession d'étudier la nature, osent-ils mettre si peu de retènue, lorsqu'il s'agit d'admettre ou de rejeter des faits ? Comment le desir de connoître, de savoir & de découvrir, étant la passion dominante de l'esprit humain, se fait-il, que les hommes s'élevent, sinon toujours avec* ACHARNEMENT, *du moins avec beaucoup de partialité, contre toute idée neuve, contre toute découverte.* (1)

C'est un effet de la jalousie, hydre sans cesse renaissante qui se perpétuera jusqu'à la fin des siecles ; & cela, malgré qu'elle ait vu triompher les *Socrate*, les *Galilée*, les *Anaxagore*, les *Ramus*, les *Wolf*, les *Bayle*, les *Bacon*, les *Descartes*, & tant d'autres grands hommes. Que reste-t-il à leurs ennemis ? la honte de les avoir persécutés ; & l'immortalité est le partage des bienfaicteurs de la pauvre humanité.

O vous ! qui avez soutenu avec une froide jactance, que le vinaigre décompose dans les latrines un être qui n'a jamais existé que dans votre imagination ; qui avez soutenu que cet acide peut causer la peste & la désolation publique ; que vous reste-t-il ? vous voyez avec étonnement que la vérité a percé de ses rayons les sombres nuages que vous aviez élevés avec tant d'artifice. Ah ! que vos accusations ont été peu réfléchies ! elles l'ont été si peu, que je n'ai eu besoin que de vos écrits, pour vous réduire au plus morne silence ; & je vous ai forcés par-là de vous déclarer vaincus : aussi j'entends la voix de la Renommée, qui ne cesse de répéter :

> Il est aisé d'arrêter leurs vacarmes,
> Et de les vaincre avec leurs propres armes. (2)
>
> *J. B.* ROUSSEAU.

Et c'est ce qu'il faut faire encore, pour achever de prouver qu'il n'a jamais existé de foie de soufre volatil putride, & que vous l'avez soutenu, malgré les cris de votre propre conscience.

---

de ces antiquités, que le Roi de Naples a envoyées à l'Académie. Voyez aussi la collection des gravures de *M. David*, en 7 *vol.* avec leur explication. Il y a 570 planches.

(1) Premier Mém. Phys. Med. *Tom. I*, *pag.* 6 & 7.

(2) Lisez, Messieurs, les Lettres de M. le *Comte d'Usy*, & de Mme. *la Baronne d'Espagnac*, qui vous font tant d'honneur. Si vous ignorez le contenu de ces Lettres charmantes, vous les trouverez dans la *troisieme collection des expériences de l'eau médicinale de M. Husson*, pag. 46 & 73.

Les substances animales peuvent-elles se conserver dans les matieres excrémentielles ?

Je soutiens l'affirmative, Messieurs, dans l'espérance d'en trouver la preuve dans vos écrits. Voyons votre *recueil des pieces concernant l'exhumation faite à Dunkerque*; on y lit, que *sur 816 cadavres, non compris les enfants, on en a rencontré la moitié de conservés, les uns entiers, les autres en lambeaux*, p. 69.

A quoi attribuer, dites-vous, *l'indestruction de ces cadavres au milieu des autres qui ont subi la loi commune, dans un sol absolument le même par-tout? Seroit-ce que, supersaturé en quelque sorte de méphitisme, certaines parties de ce sol ont acquis la singuliere propriété qu'on a reconnue* DANS LES VANNES DES VOIRIES *& des* FOSSES D'AISANCE; *savoir*, DE CONSERVER SANS DESTRUCTION DES MATIERES ANIMALES *qui en sont les plus susceptibles. Voyez*, ajoutez-vous, les *observations sur les fosses d'aisance. Ibid.* pag. 70.

Vous êtes donc bien certains que les substances animales se conservent sans destruction dans les matieres excrémentielles ? votre exposé en rend témoignage. Il s'agit maintenant de voir vos *observations sur les fosses d'aisance*, puisque vous indiquez d'y avoir recours. Ouvrons cet Ouvrage, & lisons.

J'y vois qu'il y avoit à Paris *une fosse, rue Galande, très-célebre dans le voisinage; & parmi les vuidangeurs, par le nombre d'hommes à qui elle avoit coûté la vie....*

Certainement une fosse aussi meurtriere, devoit contenir beaucoup *de foie de soufre volatil*. Qu'en pensez-vous, MM. ? Vous ne vous attendiez sûrement pas à cette question : mais, que cela ne vous empêche pas de nous faire part d'un fait aussi important.

La clef de la voûte *levée*, *la sonde que l'on jeta*, assurez-vous, *en votre présence*, *revint chargée d'une vanne d'un vert foncé, dans laquelle nageoit* UNE IMMENSE QUANTITÉ DE DEBRIS DE CADAVRES, *la maison ayant été occupée* LONG-TEMPS *par un démonstrateur d'anatomie*, p. 41 & 42. Il y avoit donc long temps que ces débris d'anatomie étoient dans cette fosse ?

Fort bien, MM. ! vous avez donc vu *une immense quantité de cadavres* dans une fosse d'aisance, qui s'y sont *conservés sans destruction*; & malgré une preuve si frappante, vous avez soutenu en face de l'univers, que *les matieres excrémentielles contiennent du foie de soufre volatil*. Eh ! dans quel siecle sommes-nous donc, pour qu'on se joue ainsi de la crédulité publique ? Des Chymistes, inspecteurs généraux des objets de salubrité, peuvent-ils ignorer que le foie de soufre détruit très-promptement les substances animales ? Or puisque vos yeux ont vu des cadavres très-bien conservés dans une fosse d'aisance, pleine de gadoues, vous avez donc vu la preuve la plus évidente, que les matieres excrémentielles ne contiennent, ni ne produisent *point de foie de soufre volatil*; & quoique vous eussiez la conviction intime de cette vérité, vous n'avez pas moins écrit & signé en 1782 & 1783, qu'elles contiennent de cette substance, & vous l'avez ainsi affirmé, nonobstant que vous ayiez ce tifié, signé & imprimé en 1778, que vous avez vu & bien distingué *une immense quantité de cadavres qui nageoient dans une fosse d'aisance.* Pourquoi donc m'avez-vous accusé de décomposer ce foie de soufre, vous qui saviez qu'il n'a jamais existé ? Les expressions ne me manqueroient pas pour caractériser une telle conduite ; mais il vaut mieux en appeller au jugement des personnes integres & désintéressées. Et comme il est de toute justice de ne jamais accuser personne, qu'autant qu'on a une preuve plus claire que le jour, voyons si trois grands Chymistes ont pu ignorer que les substances animales sont dissoutes très-promptement par l'action corrosive du foie de soufre. Cet examen mérite la plus scrupuleuse attention, d'autant plus que c'est ici le dernier retranchement dans lequel je pousse mes adversaires. Mais à quel témoignage avoir recours, pour qu'il ne leur soit pas suspect ? à l'Académie Royale des Sciences de Paris. Ouvrons son rapport du 8 Juillet 1778, puisqu'il a été fait lors de vos expériences sur les latrines : certainement vous ne pouvez ignorer le contenu de ce rapport, dans lequel on lit :

Le foie de soufre DETRUIT LES MATIERES ANIMALES *encore plus* FACILEMENT *que les métaux*, p. 97. Plus facilement ! Voilà donc un fait vérifié, constaté, & attesté par l'Académie, qui ne dépose pas en votre faveur. Mais avant de prononcer définitivement, lisons ce rapport, pour savoir si rien n'auroit contredit ce témoignage : j'y trouve, au contraire, un second exposé *du foie de soufre volatil*, qui prouve que les substances animales ne peuvent lui résister. C'est ici, MM. qu'il faut ouvrir vos yeux & vos oreilles ; car, deux Déclarations de l'Académie sont à votre égard un Arrêt fulminant & sans appel, qui me donne gain de cause ; & vous condamne à tous les frais, dommages & intérêts, & à me faire une réparation authentique. (1).

---

(1) Si jamais on liquide les frais que cette affaire m'a occasionés, je suis en état de prouver que j'ai dépensé plus de vingt mille francs, sans compter dix années de recherches pour parvenir à la découverte de l'Anti-méphitique; sans compter trois ans que j'ai employés à défendre la cause

Pour peu qu'on fasse ATTENTION, dit l'Académie, *à l'action du foie de soufre* REDUIT EN VAPEUR, *sur les matieres animales*, QU'IL CORRODE & BRULE... p. 101; on reconnoîtra que tout ce qu'ont dit & écrit *MM. Gadet*, *Laborie* & *Parmentier*, contre l'Antiméphitique, est diamétralement opposé à la vérité. Cela est si vrai, que *le foie de soufre réduit en vapeur détruit très-promptement les substances animales*, & cela parce qu'il *les corrode & les brûle*; c'est ainsi que l'affirme l'Académie, dans un rapport que vous avez eu mille fois dans vos mains, & que vous avez lu & relu. Donc, si les matieres excrémentielles produisoient *du foie de soufre*, ainsi que vous l'avez soutenu, alors les substances animales ne pourroient s'y conserver. Il est donc très-certain qu'il n'y a jamais eu de cette drogue dans les latrines. Et vous le savez bien, Messieurs, à n'en pouvoir douter, puisque vous avez vérifié & constaté, que *les cadavres s'y conservent* SANS DESTRUCTION; vous en étiez si persuadés, si convaincus, que vous citez en preuve *la fosse d'aisance de la rue Galande*, où vous avez bien distingué *une immense quantité de cadavres très-bien conservés*. Vous citez *les vannes des voiries* comme conservatrices des substances cadavéreuses. Vous citez *la multitude des cadavres qu'on a trouvés entiers lors de l'exhumation faite à Dunkerque* : & cela, *quoiqu'ils fussent inhumés depuis long-temps*. Vous citez ceux des Cordeliers de Toulouse, qui ont résisté au temps qui détruit tout (1). Comment, après avoir accumulé tant de faits, tant de preuves dans vos écrits : comment avez vous pu, comment avez vous osé prétendre que *les matieres excrémentielles contiennent du foie de soufre volatil*? Tandis que vos yeux, vos connoissances en chymie, votre emploi d'inspecteurs généraux de salubrité, enfin votre conviction intime vous ont prouvé & démontré le contraire, & ils vous l'ont démontré d'une maniere si positive, que vous avez reconnu cette vérité par une multitude de faits. Or, *les faits*, dit l'Académie, *sont plus démonstratifs que des raisonnements* (2), à plus forte raison que des contradictions. Ignorez-vous que, *quand on*

---

de l'humanité; sans compter la multitude que j'ai eu à combattre : il a fallu être en butte à l'Académie, à la Société de Médecine de Paris; & à *MM. Cadet*, *Laborie*, *Parmentier*, *O-Rian*, *Marcorelle*, *Lavoisier*, *Fougeroux*, *Hallé*, *de Fourcroy*, *l'abbé Teissier*, les Ventilateurs, &c. &c. Quelle armée contre un seul homme! & cette armée a été mise en déroute, grace à la force de la Vérité.

(1) Recueil déja cité.

(2) Rapport de l'Académie, 11 Août 1784. Puisque les faits sont la base fondamentale de la Physique, pourquoi donc l'Académie & la Société de Médecine de Paris, ont-elles rejeté des faits attestés par des personnes respectables par leur rang & leurs lumieres? Pourquoi ont-

entasse

entasse des imputations contradictoires, la calomnie se découvre elle-même? mais la malignité est aveugle, dit J. J. Rousseau, *& la passion ne raisonne pas.*

Eh, Messieurs! si vous aviez raisonné seulement un instant, auriez-vous cherché à vous emparer de ma découverte en 1783, sur-tout après l'avoir vilipendée en 1782? auriez-vous osé faire l'exhumation, par ma méthode, de 1602 cadavres, sans compter les enfants: vous qui aviez soutenu que les moyens que j'ai publiés *augmentent le méphitisme & le rendent plus redoutable?* (1) Auriez-vous osé annoncer dans votre *Recueil des pieces concernant* cette exhumation, qu'elle a été faite avec un plein succès, grace à l'emploi qu'on a fait *du lait de chaux & du Vinaigre?* Et qui est-ce qui ignore que ce sont les mêmes moyens que j'ai découverts & publiés en 1782? Ah! si vous aviez raisonné, vous auriez vu que chaque ligne de vos écrits peut me servir à confondre toutes vos accusations, & à prouver que vous ne m'avez opposé que des chimeres, & que vous ne les avez inventées que pour me nuire: que dis-je! vous vous êtes nui à vous-mêmes, Messieurs:

J'ai vu tous vos desseins & je vous les pardonne;
C'est à vos seuls remords que je vous abandonne.

VOLT.

Et j'ai lieu de croire que si la compagnie des vuidangeurs-ventilateurs n'eût jamais existé, vous ne vous seriez point livrés à la tyrannie que vous avez exercée contre ma découverte antiméphitique (2).

---

elles prêté l'oreille aux suppositions absurdes de *M. Cadet*, sur-tout après avoir vérifié & constaté par un nombre d'expériences, que ces allégations n'avoient nul fondement? Que ces Compagnies savantes concilient maintenant, si elles le peuvent, les clameurs de cet Apothicaire, avec le succès qu'il a obtenu par ma méthode, lors de l'exhumation faite à Dunkerque; qu'elles concilient les faits consignés dans le fameux *détail*, avec les assertions hasardées de *MM. Cadet, Laforie, Parmentier, Lavoisier, Hallé, Fougeroux, de Fourcroy & l'ABBÉ TEISSIER, &c. &c. &c.*

La nature en fait plus qu'ils n'en ont jamais dit.

VOLT.

(1) Journal encyclopédique, premier Juin 1782.

(2) On lit dans la Gazette salutaire du 12 Février 1784, l'anecdote que voici. *M. Pilâtre de Rozier est descendu dans une fosse d'aisance, le visage couvert d'un demi-masque, il y a demeuré un quart d'heure sans danger, au moyen d'un tuyau de communication avec l'air athmosphérique; cette découverte mérite à son auteur des encouragements que* MONSIEUR *se propose de lui faire accorder*, MALGRÉ LES OPPOSITIONS *de la compagnie des Ventilateurs.* Toujours les Ventilateurs s'opposeront donc aux découvertes: eh que n'ont-ils pas fait contre celle de l'Antiméphitique! voilà ce qui résulte des privileges exclusifs.

Vous avez donc oublié que l'*intérêt doit se taire lorsqu'il s'agit de la vie & de la santé des hommes?* Si vous l'ignorez, *M. Gardane* vous l'apprend dans son Catéchisme sur les asphixies, *pag.* 77. Il est temps de finir cette Lettre, & en la finissant, je puis vous assurer que si vous n'aviez attaqué que ma personne, je vous aurois laissé dire : mais vous avez voulu m'empêcher de contribuer au bonheur public : vous avez voulu anéantir le zele que j'ai voué à la Patrie & à l'humanité entiere ; l'honneur m'a obligé de défendre une si bonne cause ; j'ai fait mon devoir, Messieurs, faites le vôtre, & n'oubliez jamais que,

Dans le monde il n'est rien de beau que l'équité;
Sans elle la valeur, la force, la bonté,
Et toutes les vertus dont s'éblouit la terre,
Ne sont que faux brillants, & que morceaux de verre.

BOILEAU.

Réfléchissez sur le contenu de cette Lettre, & sur les précédentes, & soyez certains qu'on ne peut rien ajouter aux sentiments que j'ai voués à la pauvre humanité ; j'en suis si pénétré, que mon cœur ne cesse de dire à mon esprit :

Plutôt que de manquer à servir un seul homme,
Rends heureux mille ingrats.

M. THOMAS.

Telle sera toujours ma devise, & les sentiments avec lesquels je ne cesserai d'être,

JANIN, *Auteur de l'Antiméphitique.*

Lyon le 30 *Mars* 1785.

POST SCRIPTUM.

DANS le moment que je venois de finir cette Lettre, j'ai reçu de Paris une brochure ayant pour titre, *Recherches sur la nature & les effets du méphitisme des fosses d'aisance*, in-8°. de 184 pages, 1785, *par M. Hallé. Lues dans les séances de la Société royale de Médecine*, enrégistrées dans ses registres, & approuvées par la Société. Cet ouvrage est une replique à mes Lettres justificatives ; & malgré que j'aie reproché à mes adversaires leurs contradictions & leurs inconséquences, cela ne les a pas empêchés d'en accumuler de nouvelles dans l'opuscule qu'ils viennent de publier : croient-ils que des contradictions & des inconséquences peuvent résister à l'évidence des faits ? Croient-ils qu'il suffit d'opposer des raisonnements à la force des preuves & des autorités ; ils ont donc oublié *qu'un grain d'expérience, en Médecine*, dit M. Kirkland, *vaut mieux qu'une livre de raisonnement.* Ils ont oublié qu'en physique les raisons & les suppositions ne sont pas des preuves ; ils ont oublié que des faits anéantiront toujours des assertions hasardées & controuvées. Or, après avoir employé 71 pages à contester des faits bien avérés & bien constatés par un bon nombre d'expériences décisives, qui prouvent invinciblement que là où la lumiere brûle, & où les animaux respirent, il n'existe point de gaz dangereux ; ils déclarent que *les observations faites dans la fosse de l'hôtel de la Grenade, ne présageoient aucun danger.* Ibid. 45. *Il* n'y a donc jamais eu de danger dans cette fosse ; car les lumieres y ont constamment bien brûlées, & les animaux en ont toujours été retirés mangeant & buvant ; & tandis que l'on convient de cette vérité, on voudroit renverser les principes les mieux démontrés de la physique expérimentale, & cela parce que ces principes déposent contre toutes leurs allégations, contre tout ce qu'ils ont dit & écrit : quelle pitoyable ressource ! aussi, *M. Hallé* commence la seconde partie de son ouvrage par un aveu bien humiliant pour lui, le voici :

Il seroit, dit-il, *bien affligeant pour nous, que tous nos travaux n'aboutissent qu'à* DETRUIRE, *& que toutes nos observations ne servissent qu'à nous découvrir nos* ERREURS, p. 72. Seroit-ce pour rappeller qu'on a tout fait pour *détruire* ma découverte antiméphitique, & que les observations de la Société de Médecine, & celles de mes Commissaires, m'ont servi à *découvrir leurs erreurs?* Quoi qu'il en soit, *M. Hallé* convient aujourd'hui que l'homme s'est noyé dans la fosse de l'hôtel de la Grenade. Pourquoi donc a-t-on annoncé dans le fameux *détail*, que la fosse étoit à sec ? J'ai donc raison de soutenir que ce pauvre malheureux a été submergé ; & mes Commissaires ont tort d'avoir soutenu le contraire : car *M. Hallé* & la Société de Médecine déclarent que cet homme *a été enseveli dans la vanne*, p. 51. Ils ajoutent, *il est mort* PLONGÉ *dans la vanne*, p. 54 ; & ils le certifient encore aux pages 94, 130, 131 & 151. *Il a été noyé, sans doute*, assurent-ils ; *mais pourquoi l'a-t-il été?* page 65. Pourquoi ? parce que la fosse étoit pleine de liquide, & qu'on se noie dans un liquide quelconque, à plus forte raison dans la vanne d'un cloaque : voilà donc une cause mortelle, une cause évidente, & on a caché cette cause dans le *détail*. *Mais pourquoi est-il tombé?* disent-ils encore, *ibid.* Pourquoi ! parce que des cris inattendus l'ont effrayé. Je l'ai prouvé par les propres expressions du fameux *détail.* Je l'ai prouvé par le silence qu'on a gardé sur l'état de cet infortuné. Je l'ai prouvé par la pâleur de son visage, *pâleur* qui a été vue par plus de deux cents témoins. Mais qu'ai-je besoin de rappeller ici toutes ces preuves péremptoires, puisque *M. Hallé* & les autres Commissaires de la Société viennent de publier, que *les yeux* de cet homme *étoient* TERNES & FLETRIS ; ces Messieurs confessent aussi, que *la machoire inférieure tomba & s'abaissa sur la poitrine ; ce mouvement*, assurent-ils, *étoit plutôt l'effet d'un* RELACHEMENT *que d'une action*, p. 56 & 57. Or, *le relâchement* est l'inverse de ce qui arrive à l'homme étouffé par un gaz méphitique ; car tous ses muscles sont alors dans une contraction spamodique, au point que le *tetanos* serre fortement ses machoires, témoin ce qu'en a dit l'Académie dans son rapport de 1778 ; on y lit que le vuidangeur *Cholet* fut FORTEMENT *asphyxié* pendant les expériences de *MM. Cadet, Laborie* & *Parmentier* ; ses machoires étoient si contractées, & dans un tel état de spasme, que *MM. Lavoisier, Fougeroux* & *de Milly*, Commissaires de l'Academie, attestent qu'on fut obligé *de lui ouvrir la bouche* PAR FORCE, page 95. Par force ! il n'est donc pas étonnant que *MM. Poissonnier* & *Coquereau*, nommés par la Société pour examiner l'ouvrage de *M. Hallé*, aient déclaré que *les gaz méphitiques produisent* TOUJOURS *un caractere de* SPASME, p. 171 ; *M. Hallé* n'a pu le nier ; car il convient que le méphitisme *cause le spasme convulsif & le* TETANOS, *p.* 58, 75, 96, 99, 100, 101 & 136 ; & c'est un fait connu de tous les gens de l'art. Donc si le méphitisme produit *toujours* la contraction des muscles, l'homme n'est donc pas tombé dans la fosse par l'effet du méphitisme ; car *il avoit sa machoire inférieure abaissée sur la poitrine*, par conséquent la bouche très-ouverte, à cause *du relâchement* de tous les muscles, tandis que les gazs méphitiques putrides causent *le tetanos*, qui se manifeste par la forte contraction des machoires. Quelle différence ! il est évident que cet homme n'est tombé dans la fosse, où il s'est noyé, que parce qu'on l'a effrayé : aussi la Société de Médecine confesse que *la machoire inférieure tomba & s'abaissa sur la poitrine* ; & crainte d'équivoque, elle ajoute, *ce mouvement étoit plutôt l'effet* d'UN RELACHEMENT *que d'une action*. Or, le *tetanos* produit l'*action* convulsive des muscles de la face. La frayeur au contraire, cause leur *relâchement* : voila d'abord à quels symptomes caractéristiques on distingue l'homme qui a péri par une terreur panique, de celui qui a été asphyxié par l'effet d'un gaz méphitique ; & *les yeux* TERNES & FLETRIS complettent la preuve que cet infortuné a été la victime de la frayeur. Certainement ses yeux n'auroient put être ternes & flétris, si le méphitisme avoit coopéré à sa mort : car l'*action* spamodique se manifeste *par des yeux saillants & éclatants*, au témoignage même de l'Académie, rapport de 1774 & 1779, tandis qu'ils *étoient ternes & flétris*, preuve bien évidente d'un *relâ-*

chement général dans les systêmes nerveux & musculaires. Donc d'après les symptomes qui se sont manifestés sur le visage de ce pauvre malheureux ; signes avoués aujourd'hui par les Commissaires & par la Société royale de Médecine ; il est plus que démontré que cet homme n'a péri que par la frayeur : & afin de ne laisser aucun doute sur cette vérité , la Société de Médecine déclare encore , que le *corps* de cet infortuné *étoit* GLACÉ , p. 131 : elle déclare aussi que le camarade de l'homme noyé, lorsqu'on le retira de la fosse , *avoit la tête* PENDANTE *sur la poitrine*, *& les extrêmités* FROIDES, p. 51. Et qui ne reconoîtra à tous ces signes , que ces gens là avoient été effrayés? Le *tetanos* , dit l'Académie & la Société de Médecine , produit la roideur de tout le corps ; le méphitisme fait plus encore , il cause une chaleur plus grande que la naturelle , dans l'homme asphyxié , *Ibid* : tandis que cet ouvrier *avoit la tête* PENDANTE *sur sa poitrine* , *& les extrémités* FROIDES. Donc la frayeur seule a causé les accidents survenus à la vuidange de la fosse de l'hôtel de la Grenade. Donc le méphitisme n'y a eu aucune part.

Mais à quel signe reconnoître la présence du méphitisme & du danger de s'y exposer ? J'ai dit , dans mon Antiméphitique & dans mes Lettres justificatives , qu'il s'annonce par la puanteur : mes antagonistes ont contesté un fait aussi évident , & après l'avoir contesté , ils conviennent actuellement que *le méphitisme se manifeste par une odeur infecte* , *par* UNE ODEUR FADE , p. 80 & 154. Je prends acte de cette déclaration (1) ; partant de ce fait avoué , il est aisé de savoir si le vinaigre avoit neutralisé le méphitisme de la fosse de la rue Parcheminerie , quoiqu'elle contienne des cadavres. J'interpelle la Société de Médecine de dire la vérité. Or , voici sa déclaration :

Elle affirme que *cette fosse étoit inodore , l'évaporation du vinaigre se manifestoit* PAR-TOUT ; *il n'y avoit* , dit-elle , *aucune* ODEUR *ni* HEPATIQUE, *ni alkaline : la présence d'une évaporation considérable de vinaigre ne permet pas d'imaginer que l'odeur ni le gaz hépatique , ni le gaz alkalin aient pu y*

---

(1) Tous les nez sont donc compétants pour reconnoître la présence du méphitisme ; la Société de Médecine avoue enfin que le méphitisme s'annonce par la puanteur : pourquoi donc a-t-on osé récuser le témoignage des premiers hommes de l'État ? Car personne n'ignore que j'ai eu pour témoins de mes premiers succès, des Ministres Secretaires d'Etat, des Maréchaux de France, des Ducs & Pairs , des Cordons bleux , des Commandeurs de l'Ordre de Saint Louis , des Evêques , des Conseillers d'Etat, des Intendants , des Médecins & des Académiciens ; & pour affoiblir & détruire des témoignages aussi respectables, on a imaginé de faire une distinction de l'odeur infecte & du méphitisme, & celà, pour en imposer à la multitude ; on a voulu me chicaner , parce que de grands chymistes n'avoient pu faire ma découverte. Dans quel égarement ne conduit pas la jalousie !

EXISTER, *de maniere à produire les effets dont ont été témoins* ses Commissaires, p. 85; *car*, assure-t-elle, *une masse de* GAZ HEPATIQUE, *capable d'asphyxier aussi subitement & aussi complettement*, *ne pourroit exister sans* UNE ODEUR TRES-FORTE *& très-difficile à masquer*, p. 86, tandis que le vinaigre avoit anihilé la puanteur au point que *la fosse étoit inodore.* Donc c'est injustement que *MM. Cadet*, *Parmentier* & *Laborie* m'ont accusé de décomposer un *foie de soufre* qui n'a jamais existé dans les latrines; mais ils n'ont pas moins soutenu que le *vinaigre versé sur les matieres excrémentielles dégage un gaz hépatique*, *qui est souverainement dangereux & mortel:* mais la Société de Médecine dément formellement cette allégation comme contraire à la vérité. C'est ainsi que la vérité triomphe par la bouche de ceux même qui veulent lui nuire; & l'aveu de l'exhumation de 1602 cadavres, faite par ma méthode, en est une nouvelle preuve. C'est ainsi qu'*un petit nombre de faits bien observés*, dit la Société de Médecine, *peut établir une vérité; car la physique expérimentale dispose à peu près de toutes les circonstances*, Hist. de 1783. Donc les faits sont la base fondamentale de la physique. Donc ceux qui ont contesté des faits, se sont refusés à l'évidence, à plus forte raison quand ils conviennent de tous ces faits.

D'un autre côté, la Société de Médecine confesse qu'*il n'y avoit point de gaz inflammable ni de gaz crayeux* dans la fosse de l'hôtel de la Grenade, & cela malgré que l'on y ait *versé plus de dix pintes de vinaigre*, *& malgré l'évaporation considérable de cet acide*, p. 88; tandis que *M. Lavoisier* a prétendu que le *vinaigre dégage des gadoues un gaz acide*, connu sous le nom *de gaz crayeux.* Ce chymiste avoit soutenu aussi avec les autres apothicaires, que le *vinaigre développoit*, *dans les fosses*, *le gaz inflammable; plus on y versoit de cet acide plus le feu se développoit*, a dit *M. Cadet*, (1); mais la Société de Médecine vient de faire écrouler & détruire cet échafaudage de suppositions, par un fait vérifié & bien constaté, *sur une mauvaise fosse* qu'avoient indiquée les ventilateurs, *p.* 35. Mais ce ne sont pas les seuls aveux qu'a faits *M. Hallé*, il convient que les *procès verbaux* ont été supprimés, & qu'il les a entre ses mains, *p.* 143. Et de quel droit les a-t-on supprimés? de quel droit y a-t-on substitué un écrit proscrit par la loi? Quelle raison ont mes adversaires de les garder entre leurs mains, & de ne pas les consigner dans les registres de la Société de Médecine, & les déposer dans ses archives? Je suis donc fondé à soutenir que tout ce qu'on a fait est illégal, & que c'est mal à propos qu'on ne m'a pas rendu la justice qui m'étoit due;

(1) Journal encyclopédique, premier Janvier 1782.

& quoiqu'on m'ait chicané sur tous les points, *M. Hallé*, pressé vivement par mes lettres justificatives, convient aujourd'hui que le vinaigre est un souverain remede contre le méphitisme; personne n'ignore que j'ai prouvé par de bonnes autorités que toute puanteur est méphitique; & je défie mes antagonistes de prouver d'une maniere solide le contraire. Ils ne le peuvent, puisque la Société de Médecine convient aujourd'hui de toutes les vérités que j'ai annoncées, soit dans mon Antiméphitique, soit dans mes Lettres justificatives. Or, pour mettre en évidence que j'ai raison, & que mes adversaires ont tort, il faut entendre raisonner *M. Hallé*: il déclare, que *le vinaigre a la propriété, soit projecté, soit évaporé, de chasser les odeurs infectes, non seulement dans les latrines, mais encore dans les hôpitaux, dans les chambres des malades & dans les vaisseaux*, p. 8. Il ajoute, *que le principal avantage du vinaigre est la désinfection des cabinets d'aisance*, p. 66 *Le. gaz putride*, dit-il, *quand il est en masse suffisante, éteint aussi promptement les lumieres qu'il tue les animaux, qui d'ailleurs est communément lié à une* ODEUR INFECTE, *& est susceptible d'être corrigé par les* ACIDES, p. 90 & 91. (1) Mais ai-je dit autre chose dans mon Antiméphitique, imprimé par ordre du Gouvernement? C'est donc injustement qu'on m'a contesté les propriétés antiseptiques du vinaigre? & ce qu'il y a de plus étonnant encore, c'est que *M. Hallé* convient que *la litiere masque la puanteur des gadoues*; il convient que *le lait de chaux a aussi des avantages.* J'ai lieu d'espérer & de croire que *M. Hallé* & la Société de Médecine finiront par être de mon avis, que dis-je,

---

(1) *M. Hallé* est si honnête qu'il veut actuellement me contester la propriété de ma Découverte Antiméphitique; il faut l'entendre raisonner. *La méthode*, dit-il, *de verser du vinaigre dans les latrines étoit connue avant M. Janin, à ne pouvoir être regardée comme une découverte*, p. 8 & 9; & il ne donne d'autre preuve de son assertion que sa parole. Il faut que mes adversaires aient une mémoire bien infidelle: en effet, *M. Hallé* ne se rappelle peut-être pas qu'il a signé le fameux *détail*: eh bien, c'est avec ce seul écrit que je vais lui prouver que ma découverte est ma découverte.

Or, les Commissaires de l'Académie & de la Société de Médecine ont fait imprimer, en 1782, & cela pour contester les salutaires effets du vinaigre, que l'*objet le plus important* DE LA DECOUVERTE *de M. Janin étoit, la promesse qu'il faisoit de détruire le méphitisme, dont un grand nombre d'ouvriers sont si souvent les tristes victimes*, p. 5 & 6 du *détail*. Ils y ont déclaré encore, *qu'afin de s'assurer d'une maniere incontestable de l'utilité* DE LA DECOUVERTE DE M. JANIN, *on vuideroit la fosse en entier*, p. 13, c'est ce qu'il falloit faire.

Et après deux déclarations aussi formelles, signées par *M. Hallé*, il ose me contester ma découverte: à quelle ressource ne descend pas celui qui défend une mauvaise cause! Est-ce là le moyen d'*éclairer de plus en plus l'humanité sur ses véritables intérêts*? Rap. de la Soc. de Méd. sur l'ouvrage de *M. Hallé*, 15 Mars 1785. Pauvre vérité tu seras donc toujours persécutée!

ils le sont. Ecoutez la rétractation qu'ils ont consignée dans le paragraphe qui a pour titre :

Réunion de tous ces moyens pour perfectionner les vuidanges.

On y parle *du ventilateur*, &c. mais comme on se méfie avec juste raison, de tous ces moyens, on a été forcé d'avoir recours à ma découverte : ceci mérite attention. *De toutes les méthodes employées jusqu'à ce moment*, y est-il dit, *il résulte que nous avons des moyens SUFFISANTS de procéder à la vuidange des fosses LES PLUS MEPHITIQUES*, p. 123. Mais en quoi consistent ces moyens ? *M. Hallé* & la Société de Médecine, qui a adopté son ouvrage, répondent qu'il faut mettre en usage, entr'autres choses, *le lait de chaux, le VINAIGRE, ainsi que la litiere, qui réduits aux usages qu'on peut leur assigner raisonnablement, de couvrir & de MASQUER L'ODEUR, auront aussi leur UTILITÉ*, p. 124. Donc du propre aveu de la Société de Médecine & de *M. Hallé*, les moyens que j'ai découverts sont utiles ? Pourquoi donc tant de Savants ont-ils contesté l'*utilité* de ma méthode ?

Ou elle est dangereuse, ou elle est utile. Si elle est dangereuse, ces Messieurs ont tort de la conseiller actuellement. Si elle est utile, ainsi qu'ils le déclarent, ils ont donc commis une injustice, en formant contre ma découverte la plus violente persécution.

Mais grace à la force de la vérité, ils viennent de publier, & cela après trois ans de réflexion, que ma découverte est *utile ;* car ils conviennent expressément que *le vinaigre, le lait de chaux & la litiere masquent l'odeur ;* ils conviennent que *tous ces moyens sont suffisants pour procéder à la vuidange des fosses* LES PLUS MÉPHITIQUES. C'est ainsi qu'ils ont signé leur condamnation ; & les expériences qu'on fait par-tout par ma méthode, avec un plein succès, prouvent journellement que c'est avec connoissance de cause que la Société royale de Médecine de Paris a fait imprimer en 1785, que ma découverte *a son utilité*. Je rémercie bien sincérement cette Société savante de m'avoir enfin rendu justice.

LU & approuvé, à Lyon le 25 Avril 1785. VITET, *Méd.* Memb. de la Soc. R. de Méd. de Paris.

VU l'approbation, permis d'imprimer, à Lyon, le 1er. Mai 1785.

LA ROCHETTE.

A LYON, DE L'IMPRIMERIE DE LA VILLE. 1785.

www.ingramcontent.com/pod-product-compliance
Ingram Content Group UK Ltd.
Pitfield, Milton Keynes, MK11 3LW, UK
UKHW021041260726
13994UKWH00005B/2300

9 782329 412429